Dieter Mann

Le traitement De La Maladie d'Alzheimer avec Le Lithium

Plus Efficace Que La Plupart Des "Vrais" Médicaments

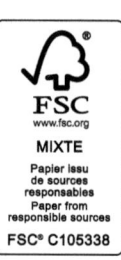

© 2017, Dieter Mann

Tous droits réservés

Edition : BoD - Books on Demand

12/14 rond-point des Champs Elysées

75008 Paris

Imprimé par BoD – Books on Demand, Norderstedt

ISBN : 978-2-3221-4019-0

Dépôt légal : 03/2017

Introduction

En achetant ce livre, vous accepter entièrement cette clause de non-responsabilité.

Aucun conseil

Le livre contient des informations. Les informations ne sont pas des conseils et ne devraient pas être traités comme tels.

Si vous pensez que vous souffrez de n'importe quel problème médicaux vous devriez demander un avis médical. Vous ne devriez jamais tarder à demander un avis médical, ne pas tenir compte d'avis médicaux, ou arrêter un traitement médical à cause des informations de ce livre.

Pas de représentations ou de garanties

Dans la mesure maximale permise par la loi applicable et sous réserve de l'article ci-dessous, nous avons enlevé toutes représentations, entreprises et garanties en relation avec ce livre.

Sans préjudice de la généralité du paragraphe précédent, nous ne nous engageons pas et nous ne garantissons pas :

• Que l'information du livre est correcte, précise, complète ou non-trompeuse ;

• Que l'utilisation des conseils du livre mènera à un résultat quelconque.

Limitations et exclusions de responsabilité

Les limitations et exclusions de responsabilité exposés dans cette section et autre part dans cette clause de non-responsabilité : sont soumis à l'article 6 ci-dessous ; et de gouverner tous les passifs découlant de cette clause ou en relation avec le livre, notamment des responsabilités découlant du contrat, en responsabilités civiles (y compris la négligence) et en cas de violation d'une obligation légale.

Nous ne serons pas responsables envers vous de toute perte découlant d'un événement ou d'événements hors de notre contrôle raisonnable.

Nous ne serons pas responsable envers vous de toutes pertes d'argent, y compris, sans limitation de perte ou de dommages de profits, de revenus, d'utilisation, de production, d'économies prévues, d'affaires, de contrats, d'opportunités commerciales ou de bonne volonté.

Nous ne serons responsables d'aucune perte ou de corruption de données, de base de données ou de logiciel.

Nous ne serons responsables d'aucune perte spéciale, indirecte ou conséquente ou de dommages.

Exceptions

Rien dans cette clause de non-responsabilité doit : limiter ou exclure notre responsabilité pour la mort ou des blessures résultant de la négligence ; limiter ou exclure notre responsabilité pour fraude ou représentations frauduleuses ; limiter l'un de nos passifs d'une façon qui ne soit pas autorisée par la loi applicable ; ou d'exclure l'un de nos passifs, qui ne peuvent être exclus en vertu du droit applicable.

Dissociabilité

Si une section de cette cause de non-responsabilité est déclarée comme étant illégal ou inacceptable par un tribunal ou autre autorité compétente, les autres sections de cette clause demeureront en vigueur.

Si tout contenu illégal et / ou inapplicable serait licite ou exécutoire si une partie d'entre elles seraient supprimées, cette partie sera réputée à être supprimée et le reste de la section restera en vigueur.

CHAPITRE UN : Introduction 9

CHAPITRE DEUX : Les Étapes de la Maladie d'Alzheimer 18

CHAPITRE TROIS: Trouver le Bon Traitement Pour la Maladie d'Alzheimer 29

CHAPITRE QUATRE: Trouble Bipolaire 47

CHAPITRE CINQ: Conclusion 59

CHAPITRE UN : Introduction

La maladie d'Alzheimer, qui est également connu sous le nom d'AD, est une forme de démence. Cependant, pas toutes les personnes atteintes de démence seront atteintes de la maladie d'Alzheimer, bien que tous les gens qui sont atteints de la maladie d'Alzheimer souffrent de démence. La maladie d'Alzheimer est une maladie cérébrale progressive et irréversible qui peut endommager lentement la capacité de réflexion et la mémoire. Plus les temps passent, ils peuvent ne pas être en mesure de mener à bien des tâches simples comme le bain. Pour aggraver les choses, la maladie d'Alzheimer est une maladie mortelle qui peut mettre fin à une vie.

La maladie d'Alzheimer a été nommée d'après un médecin, Alois Alzheimer. Il a effectué une autopsie sur le cerveau d'une femme qui souffrait de graves confusions et perte de mémoire pour une longue période de temps avant son décès. Alois Alzheimer a observé d'enchevêtrements neurofibrillaires et plaies dans les tissus du cerveau de la dame et avait fait une hypothèse avec précision que ces rejets anormaux étaient liés à la perte de mémoire de la dame et les nombreux autres problèmes cognitifs qu'elle rencontrait. Même avec la technologie actuelle, la maladie d'Alzheimer ne peut être 100 % confirmée par un test de l'autopsie après le décès du patient. C'est parce que seulement une autopsie peut révéler la présence d'enchevêtrements et de plaques qui sont les caractéristiques de la maladie d'Alzheimer.

Les rejets anormaux de protéines spécifiques à l'intérieur du cerveau peuvent perturber le fonctionnement normal du cerveau et, par les présentes, causer des problèmes cognitifs et de fonctionnement généralement lié à la maladie d'Alzheimer. Lorsque les dépôts sont répartis dans le cerveau, les tissus du cerveau commencent à mourir, menant à plus de déficience cognitive. Le rétrécissement du cerveau qui en résulte peut-être identifié par l'IRM ou tomodensitométrie.

Dans tous les cas, la maladie d'Alzheimer ne fait pas partie du processus de vieillissement naturel. Il est inévitable avec l'âge. La maladie d'Alzheimer, dans un esprit positif, n'est pas génétiquement héréditaire. Par exemple, pas de recherche scientifique a prouvé qu'un enfant va souffrir de la maladie d'Alzheimer si sa mère l'a.

La maladie d'Alzheimer continue à être l'une des conditions les plus répandues chez les personnes âgées, bien qu'elle ne soit pas limitée à ce groupe d'âge. À son niveau plus fondamental, la maladie d'Alzheimer est une maladie qui cause des dommages aux cellules cérébrales, entraînant à la victime de perdre le contrôle de ses capacités de base mentales et physiques. Un signe avant-coureur de la maladie d'Alzheimer est une perte de mémoire et des difficultés d'effectuer des tâches autrement simples.

Dans certains cas, la maladie d'Alzheimer peut conduire à la démence, avec une diminution supplémentaire de leur utilisation de la langue et leur mémoire. Les pertes de mémoire liées à la maladie d'Alzheimer touchent généralement les personnes de plus de soixante-cinq ans, mais il y a eu des cas où elle s'est produite plus tôt dans certains patients. La perte de mémoire est un avertissement de l'état, mais il peut aussi être un symptôme d'autres maladies. La chose la plus importante est d'être examinée dès que possible par un professionnel de la santé.

Parallèlement à la perte de mémoire, les premiers signes de la maladie d'Alzheimer peuvent inclure une incapacité soudaine à traiter l'information ou d'effectuer de simples tâches quotidiennes comme s'habiller et trouver des choses autour de la maison.

La pensée logique peut aussi devenir un problème pour les patients d'Alzheimer, et dans ces premières étapes, il est de bonne pratique pour la victime de bouger avec un cahier et crayon à tout moment sur leur personne et prendre des notes de ce que faire chaque jour, ou des choses qu'ils ont déjà faites, afin de maintenir une certaine sorte de routine et d'enregistrer leur vie quotidienne. Bien que ce ne soit pas une solution à long terme, il leur permet de conserver un certain niveau de mémoire pour un peu plus longtemps.

Bien qu'il n'y ait pas un remède définitif de la maladie d'Alzheimer jusqu'à maintenant, il y a un certain nombre de traitements qui peuvent être appliqués dans les premiers stades de l'avancement de l'état ainsi que plus tard pour maintenir une certaine qualité de vie de la victime.

La recherche continue dans les choses qui constituent l'état et les causes, mais qui offre peu de réconfort pour la victime et leur famille face à cette terrible maladie. La meilleure chose pour le traitement de la maladie d'Alzheimer est de consulter votre médecin le plus tôt possible et de recueillir autant d'informations et de conseils que possible.

Les Symptômes de la Maladie d'Alzheimer

Les symptômes de la maladie d'Alzheimer tout facteur qui pourrait nuire à une personne ou d'affecter la capacité de travailler, de penser, de juger, de parler, de se souvenir et de planifier. Cette liste est exhaustive. En conséquence, la maladie d'Alzheimer peut changer la vie d'une personne totalement.

Les patients atteints de la maladie d'Alzheimer ont généralement des problèmes de mémoire ainsi que d'autres symptômes tels que :

L'oubli grave

Des difficultés à se souvenir et rappeler de ce qui vient de se passer et les choses qu'ils viennent de faire.

Perturbation de la langue

Discours absurde et des problèmes de compréhension du langage parlé. Problèmes de trouver les mots appropriés, rencontrer l'incapacité à parler et écrire une phrase cohérente et perdre la capacité de prononcer des mots.

Problèmes de reconnaissance d'objets quotidiens

Par exemple, la lapidation à une cuvette de toilette et totalement désemparé sur comment l'utiliser.

Perte de la notion du temps et de l'emplacement

Confondu avec les jours de la semaine, mois ou même des années et ne peut plus lire l'heure. En bref, ils sont tellement perdus à peu près de tout ce qui les entoure.

Le règlement de leurs propres problèmes

Emmêlé avec les choses importantes et incapable d'en prendre soin de soi.

CHAPITRE DEUX :
Les Étapes de la Maladie d'Alzheimer

La maladie d'Alzheimer est une maladie qui s'infiltre et attaque une victime sans avertissement. Une fois qu'elle établit sa fondation, elle vole lentement la victime du temps, de l'énergie, la fonction, et peut-être la chose la plus précieuse de toutes, les souvenirs.

Il semble que le vieil adage, "Personne ne peut vous arracher ceci," n'est plus vrai. La maladie d'Alzheimer commence par des symptômes bénins, et progresse lentement et interfère avec le fonctionnement quotidien, et même altère le jugement simple et le mouvement.

Les sept étapes de la maladie d'Alzheimer ont été documentées dans la correspondance directe avec la dégénérescence des cellules nerveuses sous-jacentes. Les dommages aux cellules nerveuses ont commencé à affecter la victime avec la mémoire et l'apprentissage. Les dommages aux cellules nerveuses touchent progressivement toutes les réflexions, jugements, et le comportement quotidien. La maladie d'Alzheimer est unique en ce qu'elle ne se manifeste pas avec les mêmes symptômes à chaque victime. Plusieurs fois, une personne diagnostiquée avec la maladie d'Alzheimer ne manifestera pas des signes de leur maladie pendant des années après le diagnostic. La survie des victimes, une fois diagnostiquées, peut-être à partir de n'importe où de trois à vingt ans. La science médicale a établi une Échelle de Détérioration Globale, qui correspond directement avec les dommages des cellules nerveuses sous-jacentes qui prennent lieu avec la maladie d'Alzheimer.

Échelle de Détérioration Globale

Étape Un

Aucun signe de déficience. Au cours de cette étape, les individus ne manifesteront pas généralement aucun signe d'altération de la mémoire ou du jugement. Ils ne présentent pas de signes de la maladie d'Alzheimer aux professionnels de la santé.

Étape Deux

La déficience cognitive légère. Les individus dans cette étape vont manifester généralement des symptômes très légers de la maladie d'Alzheimer. Au cours de cette étape, les symptômes se manifestent généralement avec peu de trous de mémoire, tels qu'oublier les articles, comme les clés de la voiture, et les télécommandes de la télévision. Il est difficile de détecter les symptômes à cette étape pour le professionnel de la santé.

Étape Trois

C'est l'étape où les individus ont commencé à montrer des symptômes conformes de la maladie d'Alzheimer à la famille et peuvent être facilement détectés par le professionnel de la santé. La détection de la maladie d'Alzheimer au cours de cette étape sera habituellement remarquée par de proches parents, ou des amis les plus proches de l'individu. Les symptômes communs au cours de cette étape peuvent être oublier de brefs passages de matériel de lecture, égarer des articles quotidiens communs, diminution de la capacité d'organiser et de planifier des événements, de la difficulté à se rappeler des noms des nouvelles personnes, et ne pas trouver les bons mots lors de discussions avec d'autres personnes.

Étape Quatre

Les déficits cognitifs modérés. Cela s'appelle aussi la maladie d'Alzheimer légère ou étape précoce. Au cours de cette étape, un professionnel de la santé va détecter les lacunes et les connaissances des récents événements en actuels, de la difficulté d'effectuer un calcul mental, diminution de la capacité à planifier des événements tels que le dîner, diminution de la mémoire de l'histoire personnelle, et le retrait social de ses amis proches.

Étape Cinq

Le déclin cognitif modéré à sévère. Ceci est également appelé l'étape principale ou modérée de la maladie d'Alzheimer. Les déficits de la mémoire sont beaucoup plus sévères pendant cette étape. Le fournisseur de soins de santé peut généralement détecter la maladie d'Alzheimer très facilement au cours de cette étape. Les symptômes communs sont : incapacité à se souvenir des détails importants dans la vie personnelle comme votre adresse ou numéro de téléphone, compter à l'inverse, de la difficulté à choisir des vêtements pour la saison ou les conditions météorologiques actuelles, l'oubli d'où les objets communs sont placés comme les clés de voiture, les télécommandes de la télévision, et autres éléments utilisés couramment.

Étape Six

Des déficits cognitifs sévères. C'est également appelé la maladie d'Alzheimer modérée à sévère ou d'étape principale. Les difficultés de mémoire sont pires que l'étape 5. La personnalité des individus est touchée et ils peuvent commencer à se retirer ou manifester des changements graves ou des troubles de la personnalité. Le professionnel de la santé va souvent détecter l'incapacité à se rappeler des événements actuels et des évènements qui ont eu lieu au cours des trois derniers mois, l'incapacité à se souvenir de l'histoire personnelle, l'incapacité de reconnaître des membres de la proche famille de façon uniforme, incapacité à s'habiller pour les conditions météorologiques actuelles, et de la difficulté ou de l'impossibilité d'effectuer des tâches d'hygiène personnelles. L'individu peut montrer des signes d'errance, ou des hallucinations par intermittence.

Étape Sept

De très graves déficits cognitifs. Cela s'appelle aussi la maladie d'Alzheimer grave ou stade avancé. C'est le dernier stade de la maladie d'Alzheimer et se manifeste chez les personnes avec incapacité de répondre correctement à leur environnement, incapacité de parler correctement, incapacité à coordonner complètement les mouvements musculaires. Le fournisseur de soins de santé va également souvent détecter l'incapacité de parler clairement, de se rappeler des événements actuels, à reconnaître les membres de la famille proche de façon uniforme, l'incapacité ou de graves difficultés à marcher ou le transfert, et l'incapacité d'avaler.

L'Échelle de la Détérioration Globale est un système développé par les professionnelles médicales et aides à catégoriser chaque individu dans un certain stade de cette maladie unique. Le diagnostic et la détermination appropriés à quel stade un individu pourrait être est crucial pour le bon soin de l'individu. L'amélioration et la réhabilitation de chaque individu dépendent d'u bon diagnostic et emplacement dans le stade approprié. Certains individus ont été documentés de manifester un niveau d'amélioration avec l'intervention appropriée.

Faire Face Avec la Maladie d'Alzheimer Chez un Proche

Faire face à la maladie d'Alzheimer chez un proche est une chose difficile à faire, mais il doit être faire avec autant de courage et de force dont vous êtes capable.

Il y a beaucoup de conseils sur la maladie sur les traitements d'Alzheimer qui sont disponibles et la recherche effectuée sur l'état, mais il n'y a pas beaucoup de conseils sur ce qu'il faut faire quand vous avez besoin de faire face à un membre de la famille qui a été atteint par l'affliction.

La maladie d'Alzheimer est une condition très terrible, qui prive les familles des personnalités très appréciées et les gens de leur dignité une fois qu'elle s'établit. C'est très difficile de faire face aux familles de ces personnes, mais la question principale à retenir est que n'importe comment bouleversant il peut être pour vous, c'est beaucoup plus pénible pour les personnes atteintes de la maladie d'Alzheimer eux-mêmes.

Vos propres sentiments doivent venir en second lieu, pour être francs. L'affaire de la plus haute importance, c'est que vous vous souciez de vos proches et les aider à vivre avec la maladie d'Alzheimer d'une manière aussi positive que possible.

Il n'y a pas de remède pour l'état actuellement, mais la recherche sur les origines de la maladie d'Alzheimer et des moyens de les combattre se poursuivent tout le temps. Quant aux prises avec un proche qui a l'Alzheimer, vous devez toujours mettre leur sécurité, bien-être et la qualité de vie d'abord au-dessus de tout. Visitez régulièrement.

Parlez avec eux, et soyez patient lorsqu'ils sont incapables de se souvenir de faits simples tels que les noms et professions. La maladie d'Alzheimer peut priver votre famille d'une personnalité bien chère, mais vous êtes en mesure de le combattre à votre façon en ne la laissant pas gagner. Prenez soin de votre proche, et soyez là pour eux quoi qu'il arrive. Maintenant, ceci est un traitement de la maladie d'Alzheimer que l'argent ne peut pas acheter.

CHAPITRE TROIS:
Trouver le Bon Traitement Pour la Maladie d'Alzheimer

Pour les malades d'Alzheimer, il est de la plus haute importance de savoir quelles sont les formes de traitement de la maladie d'Alzheimer disponibles, et comment ils peuvent aider. En raison de la nature de l'état, il est préférable d'examiner la nature de chaque traitement de la maladie d'Alzheimer afin de trouver celui le plus adapté aux besoins de la personne.

Quoi Demander À Votre Docteur À Propos du Traitement de la Maladie d'Alzheimer

Lorsque vous parlez à votre médecin au sujet des divers types de traitement de la maladie d'Alzheimer traitements qui sont disponibles pour les malades, assurez-vous de poser les bonnes questions. Vous devez savoir à propos de chaque médicament ou de méthode de traitement, l'objectif de chaque médicament et tout effet indésirable qui peut être vécu en conséquence de l'utilisation de ces traitements. Des allergies à certains ingrédients, comme la pénicilline par exemple, doivent également être considérées.

Une autre question qui doit vous être claire est de savoir comment chaque type de traitement de la maladie d'Alzheimer est administré, à quelle fréquence et ainsi de suite. Il peut être utile d'avoir votre soignant présent (si vous en avez un) afin qu'il sache ce qu'il faut faire lorsqu'un traitement de la maladie d'Alzheimer est utilisé.

Vous devez tous les deux, vous et votre soignant avoir accès à tous les détails sur les traitements et comment et quand les donner. Si vous ne disposez pas d'un soignant, il peut être avantageux de prendre avec vous un ami ou un membre de votre famille pour s'assurer que toutes les informations données par votre médecin sont prises correctement.

Vivre avec la maladie d'Alzheimer n'est jamais facile, mais avec les bons traitements pour la maladie d'Alzheimer à votre disposition et les bonnes personnes pour vous aider à faire face, s'attaquer aux symptômes et les difficultés de la maladie sera un peu plus facile à manipuler.

Si vous êtes vous-même, un soignant et non pas un malade, il est impératif que vous êtes là pour votre proche autant que possible, et que vous les aider à comprendre et à utiliser les traitements de la maladie d'Alzheimer qui sont disponibles afin d'améliorer leur qualité de vie

L'Utilisation Incroyable et Bienfaits Pour la Santé du Lithium

Le lithium est un élément qui a diverses utilisations et applications. Il est utilisé dans l'industrie du verre et céramique, il est utilisé avec d'autres métaux dans la fabrication des avions, c'est un très bon lubrifiant, il est utilisé dans les téléphones mobiles, et a également un sort entier d'utilité pour la santé.

Dans ce livre, nous allons nous concentrer sur l'utilisation du lithium pour la santé, et son rôle en tant qu'oligo-élément et minéraux nutritifs pour le corps humain.

Utilisations Médicinales et les Avantages du Lithium pour la Santé

1. L'utilisation du lithium pour l'Alzheimer : L'action négative d'une toxine connue comme le glutamate est responsable de la dégénérescence des cellules du cerveau, ce qui se traduit par l'Alzheimer.

De nombreux nouveaux médicaments pour la maladie d'Alzheimer contiennent des ingrédients qui contrôlent l'action de glutamate, ce qui empêche la maladie d'Alzheimer et également ralentit la progression de la maladie chez ceux qui l'ont déjà.

Le lithium est un minéral qui possède également les propriétés de blindage pour le cerveau des dommages causés par les glutamates. Ainsi, le lithium peut être la réponse à la prière de tous ceux qui ont quelqu'un souffrant d'Alzheimer.

2. Le Lithium pour un cerveau en santé : En raison de la forte utilisation du lithium dans le traitement, les gens ne veulent certainement pas dire à personne qu'ils prennent le lithium, de peur qu'ils soient considérés comme "fou", ce qui est dommage, car le lithium est beaucoup plus qu'un remède pour les malades mentaux.

Le lithium est un minéral essentiel et peut faire des merveilles pour votre cerveau. Des études ont révélé que le lithium est très utile pour ralentir la diminution des cellules de votre cerveau (qui se produit avec l'âge) et peut en fait renouveler les cellules du cerveau aussi.

Ainsi, en prenant le lithium, vous pouvez garder votre cerveau en état supérieur.

3. Le traitement de la maladie bipolaire : L'utilisation la plus courante du lithium, est dans le traitement de la maladie bipolaire, ou comme il est plus couramment appelé - maniaco-dépressif.

Cette maladie est caractérisée par des sautes d'humeur, ce qui donne au souffrant le sentiment de joie parfois et misérable à d'autres moments. Ce cycle de la manie et de la dépression est causé en raison de certains déséquilibres dans le cerveau d'une personne.

Pendant des années maintenant, le lithium a été utilisé dans le traitement de cette maladie, car il est très efficace pour lutter contre les symptômes du trouble bipolaire. Pourquoi le lithium fonctionne dans les troubles bipolaires n'est pas très clair, mais il est soupçonné de contrôler les niveaux d'une substance chimique du cerveau appelée la sérotonine dont un déséquilibre provoque de la maladie.

Malgré de nombreux autres médicaments disponibles pour traiter la maladie bipolaire, le lithium demeure le choix préféré pour traiter la maladie, non seulement parce qu'il est très efficace, mais aussi parce qu'il n'est pas une drogue du tout et n'a pas des effets secondaires comme les autres médicaments.

Les utilisations ci-dessus du lithium ne sont pas bien documentées et étudiées et les gens n'ont donc pas une bonne idée des énormes bienfaits du lithium. Mais, si l'on en croit des histoires de ceux qui prennent régulièrement le lithium, toutes les utilisations ci-dessus du lithium sont vraies.

À Quoi Devez-Vous Penser Avant de Prendre le Lithium ?

Il n'y a pas d'AJR for la prise du lithium. Mais selon plusieurs études, une dose de 10 à 20 mg par jour est suffisante pour maintenir votre santé globale, y compris celle du cerveau.

Pour le traitement des maladies comme l'Alzheimer et le trouble bipolaire, ou autres utilisations thérapeutiques, le lithium ne doit être pris que sur l'avis d'un médecin

L'achat d'un Supplément De Lithium

Afin de s'assurer que vous achetez un produit de qualité, vous devriez acheter seulement des suppléments de lithium de compagnie pharmaceutique conforme aux normes BPF. Évitez tout produit de lithium qui a des charges nocives comme la silice, l'amidon, etc.

Comme les minéraux fonctionnent en combinaison l'un avec l'autre, vous devez acheter un produit au lithium qui a d'autres minéraux essentiels tels que le cuivre, le zinc, calcium, etc aussi. Les meilleures options pour ceci, un supplément de multivitaminées naturelles. Ils sont disponibles partout aujourd'hui.

Le Lithium et la Maladie d'Alzheimer

Certains lecteurs peuvent déjà être au courant que le lithium est un traitement très utile pour certaines maladies mentales. Toutefois, très peu d'entre eux peuvent savoir qu'il existe des différents types de composés de lithium disponibles et que celui prescrit n'est qu'un type d'eux.

Les sels de lithium, que ce livre va traiter sont utilisés en très petites doses et leurs effets ont été liés avec le ralentissement de la progression de la maladie de Parkinson, la démence sénile et surtout la maladie d'Alzheimer.

Le Lithium a trois rôles importants à jouer dans la protection du cerveau. Premièrement, des études ont montré qu'il peut augmenter la taille du cerveau (il neutralise le retrait naturel qui survient avec l'âge) en ralentissant la dégénérescence et la mort des cellules et aussi par la promotion de la croissance des cellules. Deuxièmement, il offre une protection contre les toxines qui sont connues pour causer des dommages cellulaires et des ratés de nerfs et en troisième lieu participe à la formation des protéines qui agissent comme un bouclier protégeant davantage le cerveau.

Cependant, avec les personnes atteintes d'Alzheimer Le rôle du lithium devient encore plus important !

Il a un rôle dans la prévention de l'accumulation de protéines amyloïdes qui forment des plaques qui sont la signature de la maladie d'Alzheimer. Il chélate également des métaux lourds (particulièrement, l'aluminium) afin qu'ils puissent être plus facilement éliminés de l'organisme. En fait un chercheur estime que le lithium reste l'un des plus puissants agents chélateurs que nous avons à notre disposition pour éliminer l'aluminium du corps.

Ainsi, avec le lithium disponible pharmaceutiquement, des magasins de santé et sur l'Internet - lesquels vais-je vous suggérer de considérer ?

Les sels de lithium que je recommande sont beaucoup plus facilement absorbés par les cellules du corps que ceux qui sont prescrits pharmaceutiquement et en raison de ceci qu'ils sont nécessaires qu'en petites doses. Ces suppléments sont l'orotate de lithium ou lithium aspartate (habituellement orotate) et le dosage, je suggère que les malades prennent est de commencer avec 5mg par jour, puis d'évoluer jusqu'à pas plus de 20mg sur plusieurs semaines. À des doses de 20mg par jour, il y a très rarement des effets secondaires (car c'est 10 à 20 fois moins que la dose pharmaceutique) et beaucoup à gagner - rendant le lithium l'un de mes suppléments les plus fortement recommandé.

Le Lithium Pour Le Traitement Des Troubles Mentaux

Le lithium est un élément nutritif essentiel qui empêche les troubles mentaux comme la maladie d'Alzheimer (une forme de démence, qui entraîne la perte de fonctions mentales telles que la mémoire, de la pensée et de la parole) et la démence (la perte progressive des capacités mentales). Dans ce livre, je vais discuter de ce nutriment plus en détail et vous fournir un résumé de ses principales fonctions, les meilleures sources alimentaires, l'apport quotidien recommandé (AJRs) et les effets potentiellement négatifs d'une consommation excessive ou trop peu.

1) **DÉCOUVERTE :**

Le Lithium a été découvert pour la première fois en Suisse en 1800 lorsque le scientifique brésilien Jozee Bonifacio de Andrada e Silva découvrait la pétalite (un minéral qui contient le lithium). En 1817, le chimiste suédois Johan August Arfwedson a étudié la pétalite et a conclu que 10 % de ce minéral était un élément nouveau qu'il nomme le lithium. Un an plus tard en 1818 le chimiste suédois William Thomas Brand et le chimiste anglais Sir Humphry Davy ont réussi à isoler le lithium de la pétalite.

2) FONCTION :

Comme discuté ci-dessus, le rôle principal du lithium dans le corps humain est de prévenir les troubles mentaux tels que la maladie d'Alzheimer et la démence. Il peut également réduire les effets négatifs des médicaments psychotropes comme l'alcool, la caféine, de la marijuana et du tabac. En outre, le lithium peut réduire les épisodes de manie (humeur élevée en tout temps) chez les personnes souffrant de trouble bipolaire, réduire les comportements agressifs et violents, augmenter la quantité des cellules nerveuses de matière grise du cerveau (qui améliore la mémoire, le contrôle musculaire, e la parole et la vision) et contrôle la production de sérotonine (une hormone qui régule le niveau de l'humeur). Enfin, le lithium peut aider le corps à absorber et distribuer certains nutriments clés (y compris l'iode, vitamine B9 et vitamine B12) et d'améliorer la réplication de l'acide désoxyribonucléique (ADN) (qui contient des informations génétiques importantes qui sont utilisées dans la création de nouvelles cellules).

3) AJR :

Le lithium n'a récemment été classé comme un nutriment essentiel, donc pas d'AJR officiels existent. Cependant, la plupart des sources suggèrent un apport d'au moins 1 milligramme (mg) par jour est suffisant tout en consommant entre 2mg et 3mg par jour est idéal. Alors qu'il n'y a pas d'apport maximal tolérable (AMT) pour le lithium, la recherche suggère que la consommation de 100mg ou plus par jour peut conduire à des symptômes négatifs et la consommation de 5 grammes (g) par jour ou plus peut être fatale.

4) SOURCES ALIMENTAIRES :

Étant donné que le lithium est un ajout relativement récent à la famille de nutriments essentiels, les montants exacts trouvés dans les aliments sont inconnus. Cependant, les produits laitiers comme le fromage, les œufs et le lait sont tous considérés comme de bonnes sources de lithium. Certaines eaux minérales et les aliments à base de plantes telles que les poivrons et les tomates sont également de riches sources alimentaires de ce nutriment.

5) LES SYMPTÔMES DU SURDOSAGE :

Il est presque impossible de faire une overdose de lithium des aliments naturels seulement. Cependant, la consommation excessive de suppléments au lithium peut entraîner un certain nombre de symptômes négatifs qui comprennent la confusion, diarrhée, étourdissements, somnolence, maux de tête, léthargie et faiblesse musculaire.

6) SYMPTÔMES DE CARENCE :

Puisque le corps humain ne nécessite que de petites quantités de lithium, les lacunes de ce nutriment sont rares. Si une carence en lithium se développer, il peut conduire à la dépression, douleur articulaire, troubles nerveux et les troubles maniaco-dépressifs.

CHAPITRE QUATRE:
Trouble Bipolaire

Tout le monde vit avec de nouveaux défis chaque jour, ce qui peut avoir une incidence sur le type de personne qu'ils deviennent. Certaines personnes souffrent assez qu'ils sont menés à croire qu'il est inutile de continuer avec la vie. Parfois, la raison de cette sombre perspective vient d'un trouble psychologique, tel que bipolaire. La plupart des gens qui ont des conditions bipolaires savent que ceci aura un impact majeur dans leur vie quotidienne. Ce type de désordre se développe dans l'adolescence ou au début de l'âge adulte. Cependant, il y a aussi des enfants qui ont été identifiés de l'avoir aussi.

Le trouble bipolaire est le nom donné pour décrire une série de conditions de 'saute d'humeur' qui est ressentie par une personne. La forme la plus grave de cette condition s'appelle 'maniaco-dépressif'. Ce trouble peut affecter les deux sexes. Cependant, les femmes qui sont atteintes de cette condition ont plus d'épisodes de dépression, tandis que les hommes sont plus enclins à commencer par des épisodes maniaques. Les médecins ont déclaré que le trouble n'a pas de cause unique. Il a été démontré que certaines personnes sont génétiquement prédisposées à ça. Cependant, pas tout le monde avec tendance héréditaire la développe. Nous devons prendre note que ce n'est pas seulement les gènes qui les causent. Il est aussi estimé que des facteurs extérieurs de l'environnement et psychologiques sont impliqués dans le développement de la maladie.

Le trouble bipolaire est divisé en plusieurs types et chacun a des différents symptômes. Il s'agit notamment de : trouble bipolaire I, bipolaire II, cyclothymie, le cycle rapide, et mixte bipolaire. Les troubles bipolaires de type I sont les troubles les plus sévères. Les personnes ayant l'expérience de type I ont un 'défoncement' qui dure plus longtemps et ont des expériences psychotiques et ceux qui souffrent de trouble bipolaire II ont des symptômes moins graves. Ils éprouvent des épisodes qui ne durent que quelques heures ou quelques jours et la gravité des 'défoncements' ne conduit pas à l'hospitalisation. La cyclothymie est une forme légère de la maladie. Ceux qui ont la cyclothymie ont tendance à avoir des symptômes plus légers que le véritable trouble bipolaire. Environ 10 % des personnes atteintes de trouble bipolaire ont le cycle rapide. Dans le cycle rapide, il y a quatre ou plusieurs épisodes de dépression au cours d'une année. Dans la plupart des formes de conditions bipolaire, les humeurs varient entre élevées et déprimées, mais avec le trouble bipolaire mixte, une personne fait l'expérience des épisodes de manie et de dépression en même temps.

Chaque type de trouble bipolaire peut affecter différemment les personnes. Les symptômes varient dans le profil et la gravité. Le trouble était communément appelé dans le cadre de la dépression, mais les experts recommandent qu'il existe d'importantes différences entre les symptômes de dépression et trouble bipolaire. Les symptômes du trouble bipolaire peuvent contaminer l'emploi et les performances scolaires, ruiner vos relations avec vos proches et perturber la vie quotidienne. Bien que le trouble bipolaire soit traitable, beaucoup de gens ne reconnaissent pas les symptômes et devrait savoir qu'il tend à empirer sans traitement.

Ainsi, il est essentiel de connaître les symptômes et d'avoir le bon traitement. La première étape pour réduire les problèmes bipolaires est d'en apprendre davantage sur la maladie et reconnaître ceux qui en souffrent. Certains médecins ont recommandé que les médicaments puissent prévenir les épisodes, mais le traitement plus varié peut être mieux que des médicaments. Ces médicaments ne sont pas suffisants pour contrôler la maladie. Le trouble bipolaire nécessite un traitement à long terme, car il s'agit d'une maladie chronique.

L'étude montre que si vous êtes libre de stress et maintenez un équilibre travail-vie, vous êtes moins susceptible de souffrir. Surtout, entourez-vous avec des amis à qui vous pouvez tourner, qui vous aideront et vous encourageront. Un psychiatre peut aussi aider à trouver un chemin entre les méandres que vous éprouvez. Les pensées et comportements suicidaires sont courants chez les personnes atteintes du trouble bipolaire. Pour se débarrasser de ces pensées, communiquez d'abord avec un "membre de la famille ou de votre entourage et demander l'aide de vos médecins. La stratégie de traitement la plus efficace de trouble bipolaire implique une combinaison de médicaments, de thérapie et d'un changement de style de vie. L'objectif du traitement est de récupérer de la perturbation de la vie la plus longue.

Faire face à un trouble bipolaire n'est pas facile, mais pour avoir un traitement réussi, vous avez à faire des choix intelligents. Si vous ignorez la maladie, il va certainement s'aggraver. Vivre avec le trouble bipolaire non traité peut mener à des problèmes dans les relations et la carrière. Les antidépresseurs n'aident pas la maladie à long terme. En fait, ils peuvent même déclencher le cycle rapide entre les humeurs. Si vous vous sentez impuissant et désespéré, vous devriez vous rappeler que vous n'êtes pas seul.

Quelles Sont Les Causes Du Trouble Bipolaire ?

Les causes du trouble bipolaire ont intrigué les scientifiques pendant quelque temps. La recherche sur la maladie a mis au jour de nombreuses théories, mais personne n'a pu identifier la cause réelle de cette maladie qui touche plus de deux millions américains, et plus sont diagnostiqués chaque année.

La Composition Du Cerveau

La recherche a indiqué que l'une des causes de la maladie bipolaire pourrait être une différence dans la composition du cerveau de ceux qui souffrent de la maladie. Apparemment dans ces personnes, deux domaines importants du cerveau contiennent plusieurs des cellules qui envoient des signaux à d'autres parties du cerveau. La théorie est que ces cellules supplémentaires pourraient conduire à un type de sur-stimulation de l'organe, ce qui correspond à ce qui est connu sur les symptômes du trouble bipolaire.

Le Rôle De La Génétique

Une autre théorie dit que l'une des causes de la maladie bipolaire pourrait être purement génétique. Des études approfondies ont eu lieu à l'appui de cette théorie, la collecte d'informations auprès des familles de personnes avec ce trouble. Ces études montrent que les parents, les enfants, les frères ou sœurs d'une personne qui a un trouble bipolaire sont habituellement plus susceptibles d'avoir un trouble de l'humeur d'un type ou l'autre par rapport aux relations d'une personne qui ne souffre pas de la maladie.

Creuser plus profondément dans l'énigme génétique, des études ont démontré que des jumeaux identiques, qui partagent le même patrimoine génétique, peuvent aussi partager le trouble bipolaire. Il y a un 80 pour-cent de probabilité que si un jumeau identique a la maladie, l'autre jumeau sera aussi bipolaire. Ceci est une preuve solide qu'il y a un élément génétique en action.

Le rôle que la génétique joue exactement dans les causes du trouble bipolaire n'est pas certain, mais les chercheurs estiment que les niveaux de neurotransmetteurs déséquilibrés, comme la dopamine et la sérotonine dans certains individus peuvent être liés à un trouble bipolaire. D'autres études ont révélé que les récepteurs des cellules nerveuses elles-mêmes peuvent être trop sensibles chez les personnes vulnérables, causant la maladie, mais d'autres recherches sont nécessaires pour déterminer exactement quel rôle ils jouent dans l'apparition de cette terrible maladie

Environnement Stressant

Les scientifiques estiment aussi que l'un des principaux facteurs qui peuvent précipiter le trouble bipolaire est une vie remplie de stress. Beaucoup de choses dans la vie sont stressantes, mais tout dépend de l'individu et quels événements sont des sources de stress pour eux. Ce qu'une personne peut trouver stressant, une autre personne peut s'épanouir. Quoi que soit la cause, on pense que le stress peut déclencher le début du trouble bipolaire chez les gens qui n'ont jamais eu la maladie avant. Il semble qu'une fois que ça commence, le trouble bipolaire continue à prospérer, nourrie par divers moyens physiques et psychologiques.

En Résumé

Pour résumer ce que la recherche scientifique a découvert et compris pour être vrai, la théorie populaire est que les causes du trouble bipolaire doivent être assez faciles pour le profane de comprendre. Une partie de la population est née avec la capacité génétique de développer cette maladie, et les circonstances stressantes de la vie peuvent être suffisantes pour préparer le terrain pour le trouble bipolaire. Une fois commencée, la maladie persiste, devenant grave au fil du temps, et peut être contrôlée, mais pas guérie, par l'intervention médicale.

Soyez assuré que la communauté scientifique va continuer leurs recherches sur les causes du trouble bipolaire jusqu'à ce qu'un jour un modèle de cause et effet a été développé. Jusqu'alors, des théories seront testées et raffinées avec de grands espoirs pour l'avenir.

CHAPITRE CINQ: Conclusion

Même maintenant, il n'y a pas beaucoup d'informations disponibles sur la maladie d'Alzheimer, en particulier lorsque l'on considère la quantité de connaissances sur de nombreuses autres afflictions. La plupart du temps, ce qui est connu au sujet de l'état est fondé sur la façon dont il affecte ceux qui sont diagnostiqués.

La victime perd la mémoire, au point que même des choses aussi simples que de leur propre nom ou celui des enfants peuvent être extrêmement difficiles de rappeler. Les tâches quotidiennes peuvent devenir presque impossibles pour la personne de remplir eux-mêmes, et l'état continuera de croître jusqu'à ce qu'il y ait peu de la personnalité originale de la victime restante.

Malheureusement, il n'y a pas de remède pour la maladie à ce moment, mais la recherche se poursuit tout le temps pour trouver non seulement une guérison, mais aussi de nouveaux traitements pour aider les victimes de la maladie vivent leurs vies à un meilleur niveau. Votre médecin ou spécialiste devrait être en mesure de vous en dire plus sur les nouveaux traitements qui sont disponibles, ainsi que les nouveaux développements qui vont bientôt être disponibles pour essayer.

Il y a des voies de recherche qui se poursuivent dans les deux types de traitements de la maladie d'Alzheimer, naturels et pharmaceutiques, et des progrès ont été réalisés dans les deux. Les traitements fabriqués peuvent bien être les plus fiables en raison de la précision de leurs ingrédients, mais les traitements naturels ont aussi leurs défenseurs.

Parlez-en à votre spécialiste pour voir qui serait le plus approprié pour vous ou vos proches, qui que soit qui souffre de la maladie.